Schafgarbe

ACHILLEA MILLEFOLIUM

Wohltuendes aus der Natur

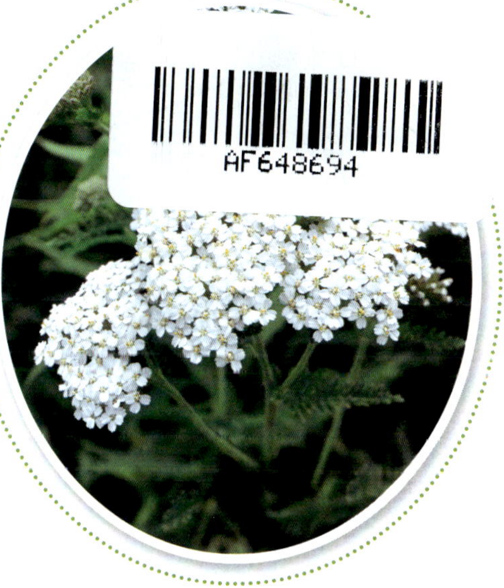

tosa

INHALT

Vorwort ... 3
Steckbrief ... 5
Einleitung ... 7
Vorkommen ... 10
Beschreibung ... 12
Verwendungsmöglichkeiten ... 17
Das Sammeln von Kräutern ... 18
Konservierung und Aufbewahrung ... 22
Herstellung von Blütenessenzen ... 26
Medizinische Anwendung ... 30
Kochen mit Schafgarbe ... 45
- Energie-Frühstück ... 46
- Schneller Nudelsalat „Millefolium“ ... 48
- Wildkräutersalz ... 50
- Schafgarbensalat mit Bröseln ... 53
- Wildkräuteraufstrich ... 54

Weitere Aspekte der Schafgarbe ... 56
- Astrologie und Pflanzenkunde ... 56
- Seelische Bedeutung ... 60

Gedicht: Heilkräuter der Natur ... 62

Vorwort

Die Geschichte von Achilles kennen die meisten von uns aus der Schule. Aber dass sie mir im Zusammenhang mit der Schafgarbe noch einmal begegnen würde, hätte ich nicht gedacht.

Die Schafgarbe *(Achillea)* wurde nämlich angeblich nach Achilles, dem Helden des Trojanischen Krieges, benannt. Der Sage nach tauchte ihn seine Mutter Thetis als Baby in den mystischen Fluss Styx, wodurch er unverwundbar wurde. Aber die Stelle an der Ferse, wo Thetis ihn festhielt, blieb trocken und damit ungeschützt – die Achillesferse.

Der Schönling Paris war es dann, der, wohl auf Geheiß des Apollon, Achilles mit einem vergifteten Pfeil direkt in die Achillesferse traf und den „Unverwundbaren“ damit tötete.

Es wird erzählt, dass die schöne Artemisia, Göttin der Jagd, des Waldes und des Mondes sowie Hüterin der Frauen, Achilles die tausendblättrige *(millefolium)* Schafgarbe als Heilmittel brachte, um seine Wunde an der Ferse zu versorgen. Der Begriff der „Achillesferse" wird heute vor allem als Metapher verwendet und bezeichnet eine Schwachstelle in einem Plan oder Ähnlichem. Als „Achillessehne" bezeichnet man die Sehne, die vom Wadenmuskel zur Ferse verläuft.

Auch wenn die Schafgarbe den Tod des Achilles nicht verhindern konnte, werden ihre wundheilenden Eigenschaften noch heute geschätzt. Welche Vorzüge diese Pflanze außerdem hat, wie sie im Alltag genutzt werden kann und wie sie selbst kulinarisch eine Bereicherung sein kann – all das möchte ich Ihnen auf den folgenden Seiten näherbringen.

Steckbrief

Wissenschaftlicher Name: *Achillea millefolium*

Volksnamen: Bauchwehkraut, Gotteshand, Stichkraut, Teufelsnessel, Schafrippenkraut, Grundräbli, Blutstillkraut, Feldgarbenkraut, Grützblume, Frauenkraut, Gachelkraut, Gänsezungenkraut, Blutkraut, Gänsezungen, Wiesenjod, Heil der Welt, Jungfrauenkraut, Grundheil, Katzenschwanz, Margaretenkraut, Tausendblatt, Lämmerzunge, Soldatenkraut, Grillengras, Frauendank, Beilhieb und Garbenkraut

Familie: Korbblütler *(Asteraceae)*

Verwendete Pflanzenteile: Blüte und Blätter

Sammelzeit Blätter und Blüten:
Mai bis September

Die wichtigsten Inhaltsstoffe: Flavonoide (antioxidativ, antiallergisch, antikanzerogen), Gerbstoffe (unterstützen die Wundheilung), ätherische Öle (antibakteriell, antiviral), Kampfer (entzündungshemmend, krampflösend, kreislauf- und nervenanregend),

Bitterstoffe (verdauungsanregend), Kalium (regt die Nierentätigkeit an)

Medizinische Anwendung: als Amarum-Aromatikum (Bittermittel), krampflösend, zusammenziehend, desinfizierend, appetitanregend, entzündungswidrig, blutstillend, nierenanregend, wundheilend

Planetenzugehörigkeit: Venus und Mars

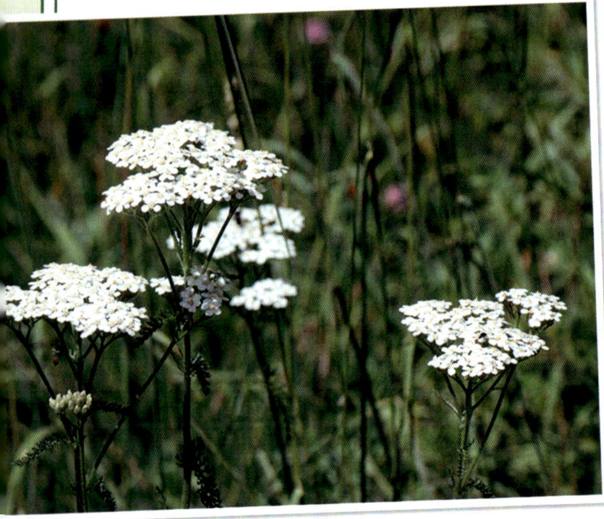

Einleitung

Vor vielen, vielen Jahren habe ich eine Freundin auf ein 3-Tages-Seminar zum Thema „Ruhe finden in der Natur“ begleitet. Es ging dabei darum, dass der Mensch im Einklang mit der Natur leben soll. Als ich am ersten Morgen aufwachte, freute ich mich auf einen schönen Kaffee! Im Frühstückszelt roch es herrlich nach frischem Brot und süßem Tee. Aber leider konnte ich keine Kaffeetassen finden. Stattdessen standen auf jedem Tisch Tassen, in denen jeweils eine Schafgarbenblüte lag. Beim Frühstück fragte ich dann mal nach, ob ich vielleicht eine Tasse Kaffee haben könnte.

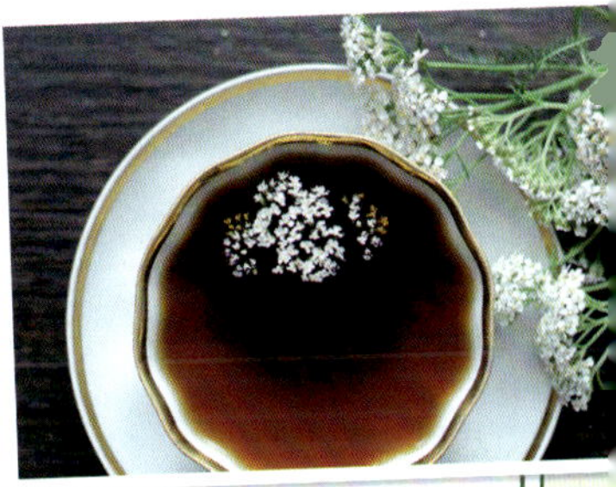

Meine Tischnachbarin sah mich erstaunt an und antwortete: „Nein, Kaffee gibt es hier nicht. Aber du kannst eine Schafgarbenblüte mit heißem Wasser haben, das macht auch wach und reinigt dein Inneres, den Körper genauso wie den Geist."

Also habe ich die Tasse leer getrunken und war tatsächlich hellwach. So viele Bitterstoffe wie in diesen 3 Tagen hatte ich noch nie zuvor zu mir genommen. Aber am Ende habe ich mich doch noch mit dem Schafgarbenkaffee versöhnt.

Heute weiß ich viel mehr über die Inhaltsstoffe der Schafgarbe, ihre speziellen Wirkweisen und die feinen Zusammenhänge. Die große Visionärin und bescheidene Bauersfrau Maria Treben empfahl den Schafgarbentee bei Knochenmarkleiden, Rückenschmerzen und Magenblutungen. Bei Kreislaufbeschwerden und Gefäßkrämpfen, aber auch bei Angina pectoris (und das glaubt meist kein Mediziner) hilft ein Aufguss mit der Schafgarbe.

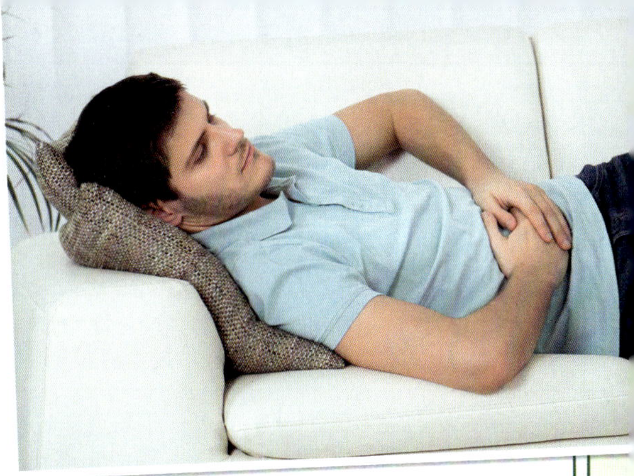

Die Kombination von ätherischen Ölen, Bitter- und Gerbstoffen macht die Pflanze außerdem zu einem magen- und darmstärkenden Mittel. Dank der Schafgarbe habe ich heute auch nicht mehr so oft Magenprobleme wie früher.

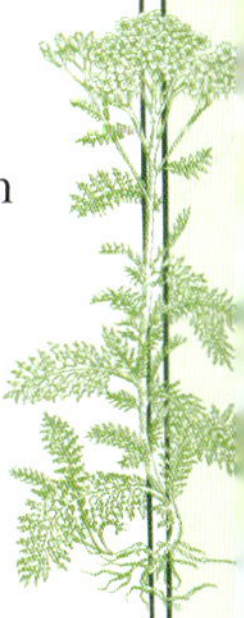

Ab und zu trinke ich immer noch einen leckeren „Kaffee“ – vor allem, wenn die ganze Wiese vor meinem Haus mit weißen und rosafarbenen „Kaffee-Blüten“ überdeckt ist.

Vorkommen

Zu meinem großen Erstaunen ist die Schafgarbe ursprünglich in Eurasien bis Sibirien, aber auch in Mittel-, Süd- und Nordamerika heimisch. Eigentlich dachte ich, sie sei ein typisch europäisches Pflänzchen.

Prinzipiell ist die Schafgarbe überall dort zu finden, wo der Boden trocken, durchlässig und nährstoffreich ist. Am liebsten steht sie auf freien Wiesen, die im Sonnenlicht baden. Hier findet man auch häufiger ein rosafarbenes oder sogar zart-hellblaues Exemplar dieser Gattung. Ansonsten sieht man sie häufig an Wegrändern, gerne in Begleitung von Wegwarte, Johanniskraut und Breitwegerich. Trockene Böschungen oder vergessene Schutthalden, die schon ein bisschen länger liegen und etwas Erde aufgehäuft haben, werden gerne von der Schafgarbe erobert. Nasse Füße und Schatten liebt sie gar nicht.

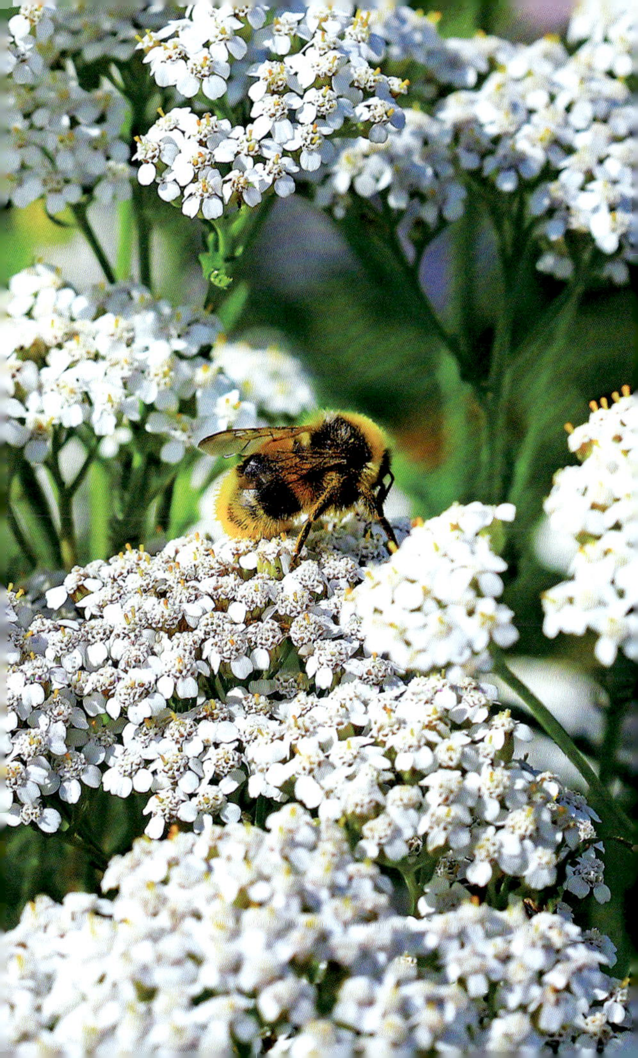

Beschreibung

Die gewöhnliche Schafgarbe ist eine ausdauernde und mehrjährige Pflanze, die Wuchshöhen zwischen 50 und 70 cm erreicht. Aus dem kriechenden, hellbraunen Wurzelstock der Schafgarbe, der bis zu einem Meter lang sein kann, treiben im Frühjahr vielfiedrige, krause Blättchen aus, die zarte, unübersehbare Büschel bilden.

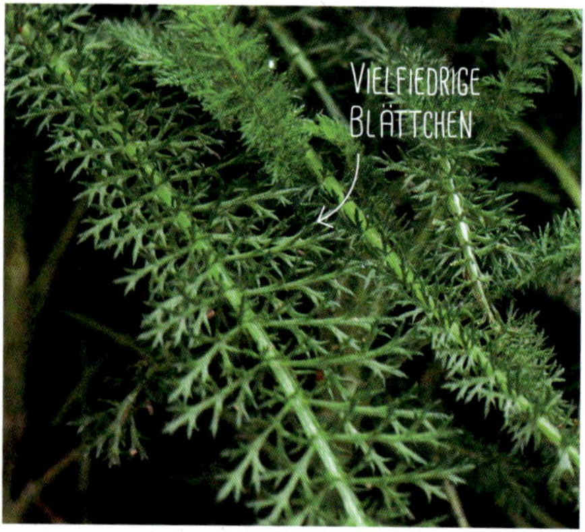

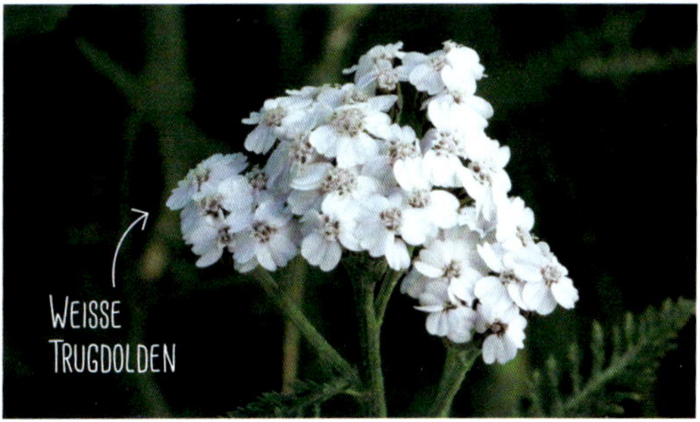

Zwischen diesen stark gefiederten Blättern entwickelt sich ab Mai ein hoher, kräftiger Stängel mit zylindrischem Querschnitt, der innen markig ist und ebenfalls gefiederte Blätter trägt. Darauf erscheinen im Juni die Blüten mit weißen oder

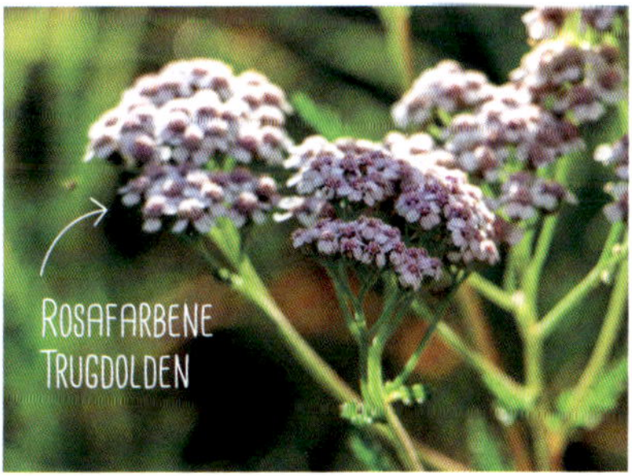

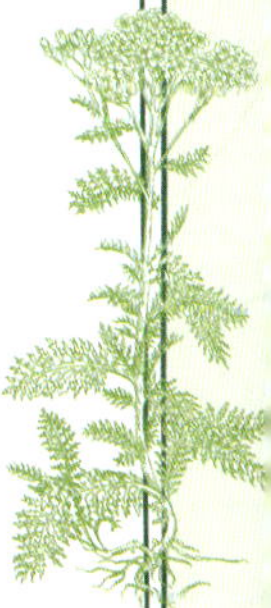

ACHTUNG! VERWECHSLUNGSGEFAHR!

Die „Doppelgänger" der Schafgarbe sind im Grunde genommen schnell überführt: Im Frühjahr wachsen die fein gefiederten Blätter aus dem mehrjährigen Wurzelstock. Obwohl eine Ähnlichkeit der Blütenstände durchaus gegeben ist, so erkennt man doch bei näherem Hinsehen, dass die Blütenstände der Schafgarbe Trugdolden sind, im Gegensatz zu den echten „Doldenblütlern" wie z.B. dem Giersch.

Die länglichen Blätter der Schafgarbe sehen sehr fein und zierlich aus und sind wechselständig, d.h. sie zweigen abwechselnd seitlich vom Stängel ab.

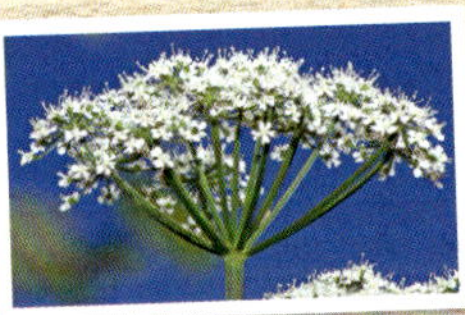

Echte Dolde / Giersch

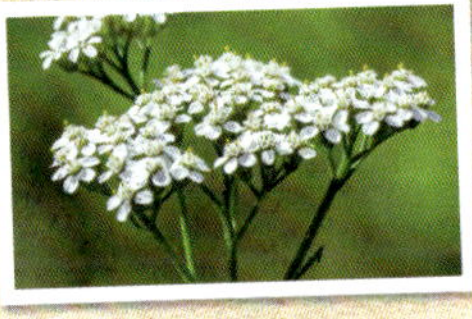

Trugdolde / Schafgarbe

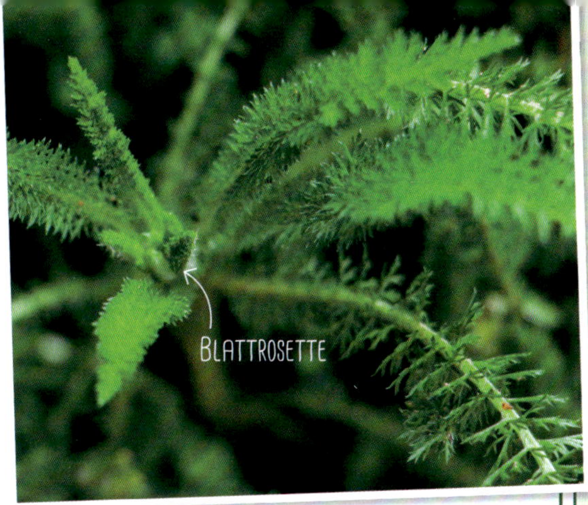

rosafarbenen Trugdolden. Die Stängel der Schafgarbe sind sehr stabil und mit feinen Drüsenhaaren ausgestattet. Die feinen und zierlich wirkenden Blätter der Schafgarbe sind wechselständig und gefiedert. Die Pflanze ist im Frühjahr an der Blattrosette zu erkennen. Die Grundblätter sind in dieser Phase länglich.

Die schöne Schafgarbe blüht standhaft bis zum ersten Frost im November. Zwischen den Fingern zerrieben,

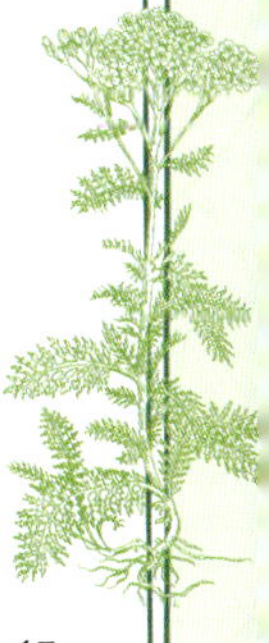

riechen die Blätter wie auch die Blüten stark aromatisch.

Nach der Bestäubung der Blüten (meist durch Insekten) bilden sich zur Zeit der Fruchtreife leicht gelbliche bis gräuliche, geflügelte Früchte. Jede Frucht enthält bräunliche und längliche Samen.

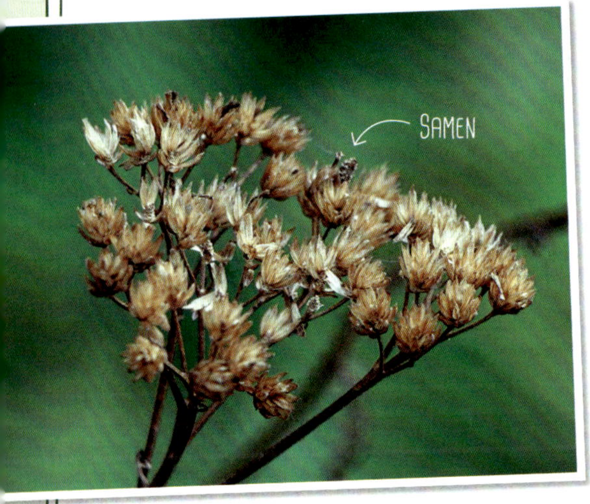

VERWENDUNGSMÖGLICHKEITEN

Unsere Vorfahren nannten die Schafgarbe „Schnittkraut“ oder sogar „Beilhiebkraut“: Sie heilten mit ihr Wunden, die durch scharfe Gegenstände verursacht worden waren. Auch heute noch wird die Pflanze am häufigsten bei stark blutenden Wunden, die zu Infektionen neigen, angewendet. Hämorrhoiden, blutiger Auswurf und Uterusnachblutungen werden entweder mit einem kräftigen Tee oder einer direkten Auflage des frischen Krautes behandelt.

Bei Verdauungsstörungen und Problemen mit dem Fettstoffwechsel hilft das bittere Kraut: Schlackenstoffe werden über die Nieren ausgeschieden und die Verdauungssäfte werden angeregt.

Dass man die Schafgarbe auch sehr gut essen kann, wird im Kapitel „Kochen mit der Schafgarbe“ ausführlich erläutert.

Das Sammeln von Kräutern

Grundsätzlich gilt, dass man nur Pflanzen sammeln darf, die man mit hundertprozentiger Sicherheit erkennt! Bei der Sammlung von wildlebenden Pflanzen sind generell folgende Regeln zu beachten:

- Natürlichen Standorten keine Pflanzen entnehmen, die geschützt oder gefährdet sind.
- Dem Standort niemals das gesamte Pflanzenvorkommen entnehmen.
- Pflanzenteile so ernten, dass die Pflanze sich wieder erholen kann.
- Sammelort auf mögliche Schadstoffe aufgrund von Umweltverschmutzungen überprüfen.
- Auf mögliche lebende Gesundheitsgefahren, wie z. B. Zecken oder Fuchsbandwurmeier, achten. Letztere werden ausschließlich über den Fuchskot übertragen – deshalb gilt: Niemals Kot im Wald anfassen!

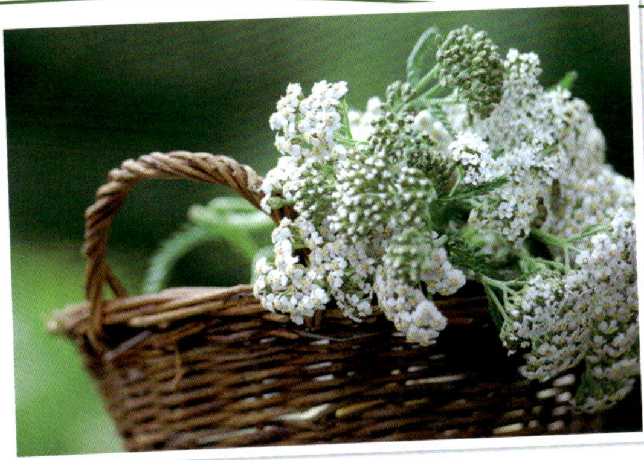

- Nur so viel Pflanzengut sammeln, wie tatsächlich benötigt wird.
- Nur schöne, heile und rundum gesunde Pflanzen sammeln.
- Wenn man von der Schafgarbe nur das obere Drittel abschneidet, haben sich nach ca. 3 bis 4 Wochen neue Blüten gebildet, die natürlich nicht noch einmal geschnitten werden dürfen.

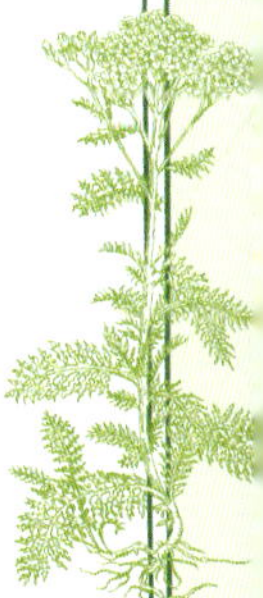

Pflücken Sie die Pflanzen so, dass Sie sie zu Hause nur noch waschen müssen (falls überhaupt notwendig). Denn wenn

Sie erst noch alles aussortieren müssen, geht der Spaß schnell verloren: Die Kräuter sind vielleicht schon angewelkt oder nass und können nur mit größter Mühe voneinander getrennt und sortiert werden.

Zum Kräutersammeln hilfreiche Utensilien:

- ein Korb, ausgelegt mit einem feuchten Handtuch
- ein feststehendes Messer
- eine Schere
- eine kleine Schaufel für die Wurzeln
- ein Bestimmungsbuch
- Papiertüten für anderes Sammelgut, wie z. B. Beeren, Nüsse o. Ä.
- eine Lupe

Und nicht vergessen: Für das, was wir von Mutter Erde freimütig geschenkt bekommen, sollten wir uns immer auf angemessene Art und Weise bedanken – was auch immer das für Sie persönlich bedeutet.

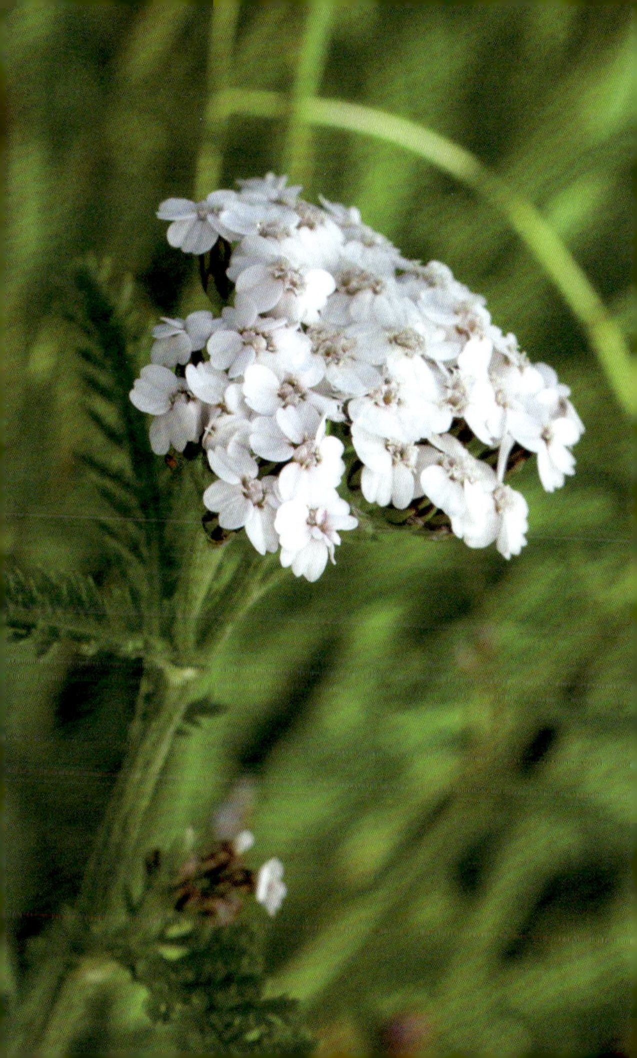

Konservierung und Aufbewahrung

Am besten sammeln Sie die Schafgarbe in der Blütezeit – dann haben Sie alles auf einmal: Blüte und Kraut.

Alle Kräuter brauchen zum Trocknen trockene Räume. Waschküchen oder feuchte Keller lassen das Sammelgut feucht werden und verschimmeln. Mancherorts sieht man, dass unter Vordächern oder Ähnlichem Wäscheleinen gespannt sind, an denen Kräuter hängen. Das geht natürlich, solange es warm ist, aber am Abend müssen die Kräuter rein – auch im Sommer. Am besten eignet sich deshalb ein Dachboden: Sie können

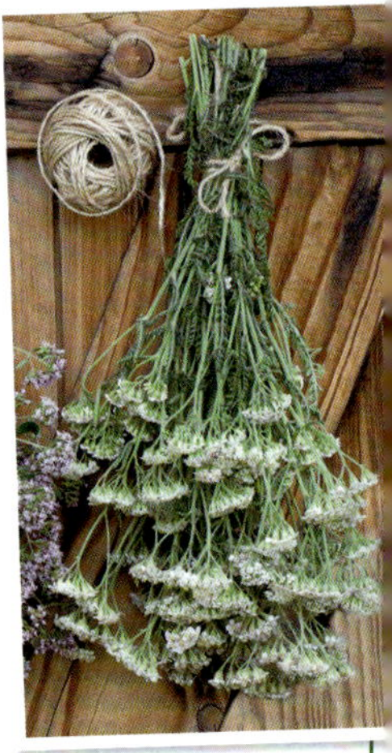

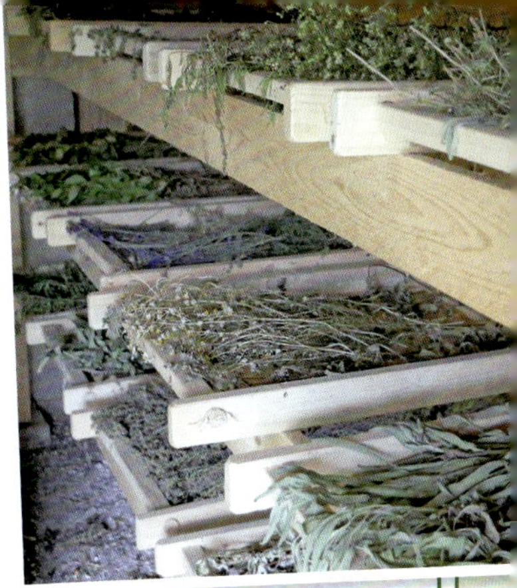

die Leinen spannen und zwischen den Sparren alles schön ordentlich aufhängen.

Die Schafgarbe lässt sich sehr leicht trocknen und aufbewahren: Bei Pflanzen, die stabile Stängel haben, hänge ich immer zwei zusammen mit einer Wäscheklammer an eine Leine auf dem Dachboden.

Wenn ich Blüten oder Blätter gesammelt habe, kommen diese auf meine Darre – selbst gebaut aus Hasendraht und Dachlatten. Wenn die Darre auch schon voll ist, kommt ein Pflanzennetz mit 6 Böden zum Einsatz. Darauf trockne ich dann in der Hochsaison die zarten Schafgarbenblättchen und ihre Blüten.

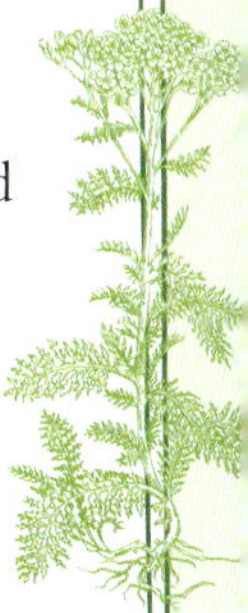

Das dauert bis zu 6 Wochen und ist natürlich von der Umgebung abhängig. Im Sommer öffne ich tagsüber gerne mal das Fenster, damit die Feuchtigkeit hinaus kann.

Wenn Blättchen und Blüte beim Anfassen leicht „zerbrechen“, sind sie trocken und können in luftdichte Behälter abgefüllt werden. Hierzu eignen sich braune Gläser oder Keramikdosen in verschiedenen Größen. Man kann aber auch Pappdosen sammeln, wie sie z. B. für Instantkaffee hergestellt werden. Die Hauptsache ist, dass in die Verpackung weder Sonnenlicht noch Feuchtigkeit gelangen.

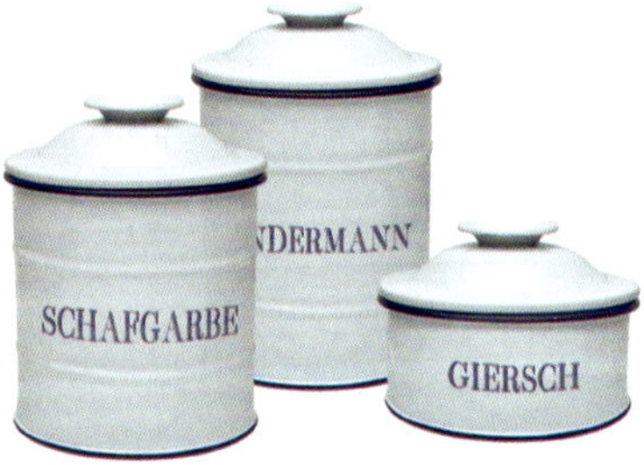

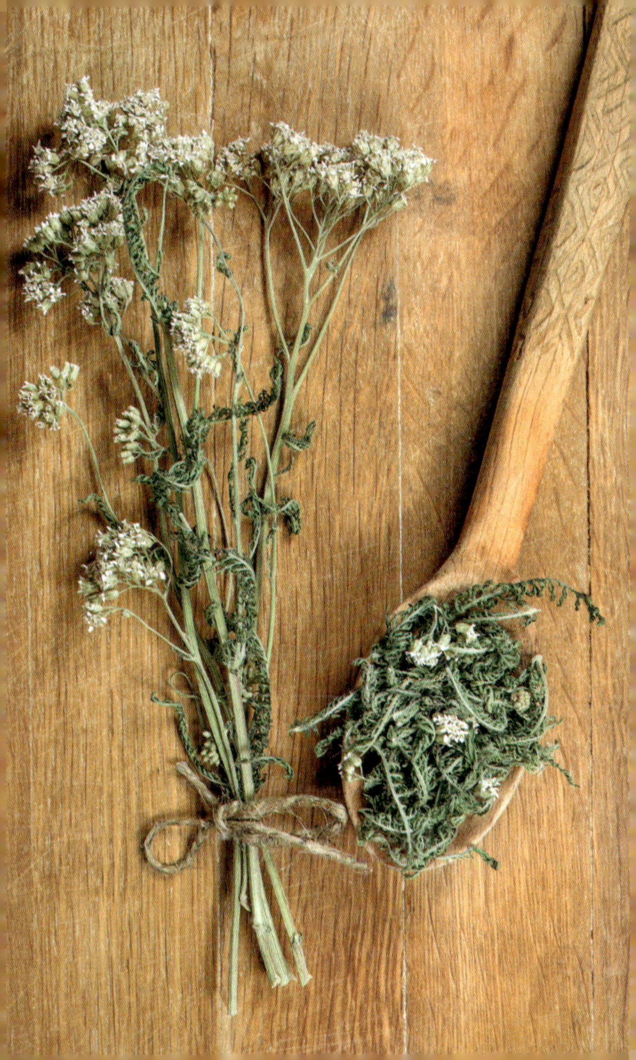

Herstellung von Blütenessenzen

Die Anwendung von Blütenessenzen geht auf den britischen Arzt Edward Bach zurück. Er ging davon aus, dass jede körperliche Krankheit auf eine seelische Störung zurückgeht und dass man diese durch Harmonisierung heilen kann.

Diese Harmonisierung wird durch Blütenessenzen („Bachblüten“) unterstützt. Diese werden mit der Sonnenmethode gewonnen, d. h. man nutzt die Kraft der Sonne, um die Schwingungen der Blüten auf das Wasser zu übertragen. Da die Sonne auf die Blüten einwirken muss (mindestens 3 Stunden), um eine sogenannte „Mutteressenz“ herzustellen, funktioniert die Sonnenmethode auch *nur an sonnigen Tagen.* Gerade im Frühling oder Herbst muss man also möglicherweise tagelang abwarten und auch den Wetterbericht aufmerksam verfolgen.

Man braucht:

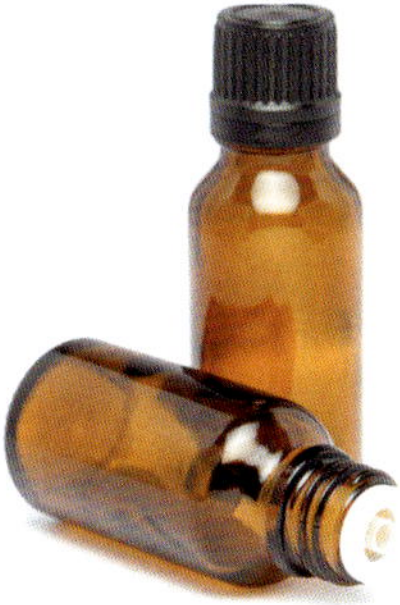

- eine Glasschale
- Quellwasser oder gutes Mineralwasser ohne Kohlensäure
- Haushaltshandschuhe oder ein Stück Papier
- Essig oder Alkohol, z. B. 38%iger Doppelkorn
- eine braune Glasflasche
- einen kleinen Trichter

Anleitung:

- Die Blüten mit dem Haushaltshandschuh oder dem Papier abpflücken, um die Essenz nicht mit dem eigenen „Fingerabdruck“ zu verunreinigen.
- Das Wasser in die Schale füllen und die Blüten hineinlegen. Die Schale soll randvoll sein und die Blüten müssen ganz mit Wasser bedeckt sein.

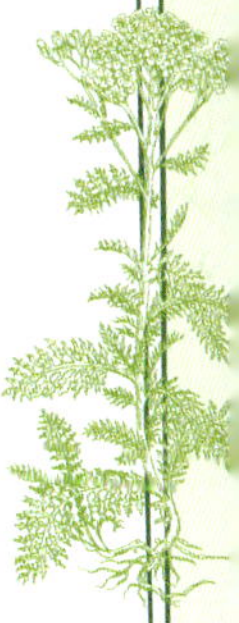

- Die Glasschale an einen sonnigen Platz stellen, damit die Kräfte der Blüten auf das Wasser übertragen werden können. Schön ist ein Platz auf einer Wiese oder zwischen Blumen.
- Die Blütenschale mindestens drei Stunden lang stehen lassen, dann ist die Blütenessenz, auch „Mutteressenz" genannt, fertig.

Schafgarbe als Blütenessenz vermittelt das Gefühl, liebevoll umhüllt und geschützt zu sein. Sie reinigt und stärkt auch unser Innerstes. Die Essenz zentriert, man ist nicht mehr so leicht ablenk- und irritierbar, behält seine Konzentration und bleibt handlungsfähig.

Die Schafgarbe schützt uns vor störenden Umwelteinflüssen (z. B. Erdstrahlen, Elektrosmog, Computerstrahlung). Sie stärkt unser Kraftfeld – das ist günstig für Menschen, die therapeutisch tätig sind. Sie hilft bei seelischen Problemen, Schlafstörungen bei Vollmond, Streit und Ärger.

- Die Blüten abfiltern und die Essenz in die Flasche füllen. Ca. ¼ Essig oder ⅒ Alkohol als Konservierungsmittel dazugeben.
- Wenn Wasser übrig ist, kann man ein paar Schlucke davon trinken oder die Stirn damit benetzen, um sich auf die Blütenessenz einzustimmen.
- Die verschlossene Flasche kurz schütteln, um die wässrige Essenz mit dem Konservierungsmittel zu vermischen, und dann mit Inhalt und Datum beschriften.
- Diese „Mutteressenz“ wird nun wie Bachblüten verwendet: Man nimmt ein Tropffläschchen und gibt 1 Tropfen der Mutteressenz auf je 10 ml Wasser.
- Man nimmt die Bachblüten während der ersten 2 bis 3 Tage nach Bedarf ein: Das kann minütlich, stündlich oder nur ab und zu sein – verlassen Sie sich auf jeden Fall auf Ihr Gefühl, es ist alles erlaubt. Gut wäre, wenn Sie vor der Einnahme den Mund kurz mit einem Schluck Wasser spülen.

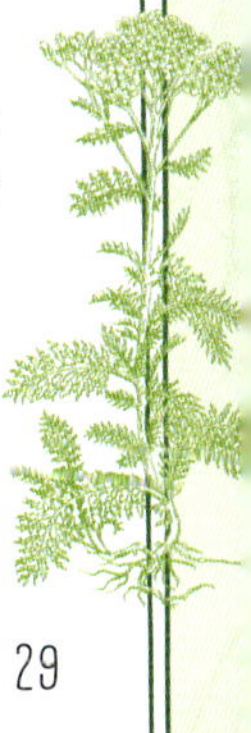

Medizinische Anwendung

Der berühmte Naturheilkundler Pfarrer Kneipp sagte einmal: „Viel Unheil blieb den Frauen erspart, würden sie zur Schafgarbe greifen."

Die Schafgarbe kann mit vielen verschiedenen Heilwirkungen aufwarten. Sie ist gut für die Atemwege sowie für den gesamten Verdauungstrakt. Sie heilt Entzündungen, steigert die Drüsentätigkeit, hilft bei schlechter Nierenfunktion, verbessert und reinigt das Blut und fördert den Kreislauf – so stärkt sie das venöse System und schützt vor Krampfadern. Auch bei Rückenschmerzen, besonders im Kreuzbeinbereich, kann sie eingesetzt werden. Die Schafgarbe fördert die Durchblutung, besonders der Unterleibsorgane, was sie zu einer unserer wertvollsten Frauenheilkräuter macht. Diese Heilpflanze findet den goldenen Mittelweg zwischen den Extremen Unkraut und Zierpflanze und wirkt ausgleichend auf alle Bereiche. „Ich heile deine Wunden und schenke dir die Kraft der Beharrlichkeit“ – das will sie uns mitteilen.

Innerliche Anwendung:

„Ein köstlich Wundkraut bei allen inneren und äußerlichen Wunden, gegen geronnenes Blut und übermäßige Blutungen“ – so nannten der Heilkundler Bock (1565) und später auch der Arzt Matthiolus (1626) das Schafgarbenkraut. Und tatsächlich unterstützt die Schafgarbe sogar bei schweren äußeren und inneren Verletzungen in verschiedenen Zubereitungen die rasche Heilung. Der Volksmund hat ihr den Namen „Schnittkraut“ gegeben, da eine Blätterauflage der Schafgarbe die Blutung rasch stillt.

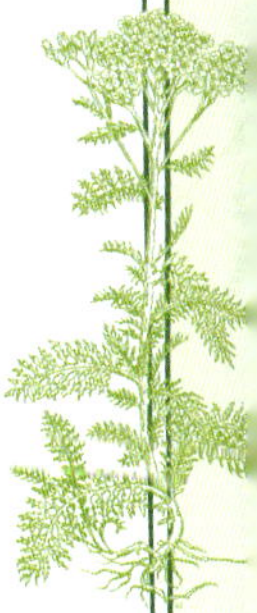

Bei Zahnschmerzen

Eine Schafgarbenwurzel zerkauen oder zerdrücken und auf den schmerzenden Zahn legen.

Herzwein
(nach Hildegard von Bingen)

Dieser Wein stärkt das nervöse Herz, beruhigt die Nerven und kräftigt den Kreislauf.

Sie benötigen 2 Handvoll frische Schafgarbe, 2 Handvoll frische Melissenblätter und 2 Handvoll frische Weißdornblätter. Schneiden Sie alles klein und geben Sie das Ganze in ein 1-Liter-Glasgefäß. Übergießen Sie den Inhalt mit 1 Liter gutem Rotwein aus ökologischem Anbau. Geben Sie noch 1 Teelöffel gemahlenen Zimt dazu, das verbessert das Aroma. Ca. 3 Wochen stehen lassen und ab und zu umrühren.

Dann den Wein in eine dunkle Flasche abfüllen.

Da es sich bei dem Herzwein um Medizin handelt, genügt 1 Schnapsgläschen davon am Tag und 1 Gläschen am Abend, denn dieser Herzwein sorgt auch für einen ruhigen Schlaf.

Frauenwein

Sie benötigen 1 Liter trockenen Rotwein, möglichst in Bio-Qualität. Gießen Sie ihn in ein weithalsiges Gefäß und fügen Sie noch etwas Zimt, 1 Zweig Schafgarbe und 1 Zweig Beifuß hinzu. Das Ganze etwa 1 Woche abgedeckt ziehen lassen. Dieser Trunk verleiht Kraft und Gesundheit.

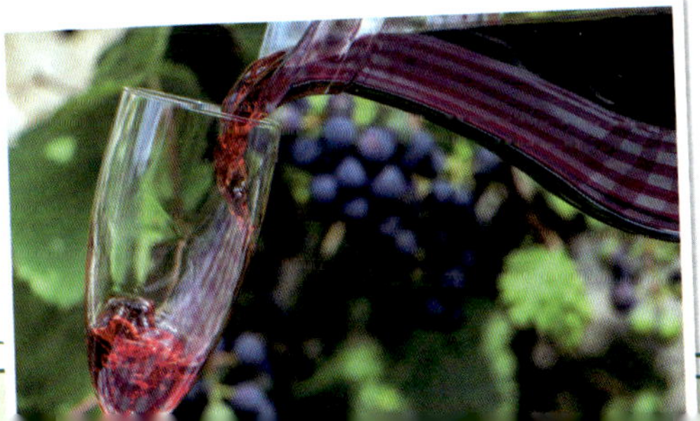

Äusserliche Anwendung:

Zur äußerlichen Anwendung wird das frische Kraut aufgelegt oder ein alkoholischer Auszug in Form einer Tinktur verwendet.

Schafgarben-Tinktur

Für die Herstellung einer Tinktur benötigen Sie frische, möglichst saubere Schafgarbenblüten (alternativ getrocknetes Kraut plus Blüten), ein Schraubdeckel-Glas und Doppelkorn oder Weingeist. Die Menge des Alkohols ergibt sich aus der Größe der Flasche. Je nachdem, wie stark die Tinktur werden soll, kann auch etwas frisches Schafgarbenkraut mit hineingegeben werden. In der Hauptsache sollten aber Blüten enthalten sein. Zunächst werden die Blüten und das Kraut in das Glas eingefüllt. Es sollte noch etwas Platz im Glas bleiben, bevor der Alkohol über die Blüten gegossen wird.

Das Schafgarbenkraut und die Blüten sollten mit Alkohol gut bedeckt sein, das Glas darf aber nicht ganz voll werden. Dann lässt man das fest verschlossene Glas an einem warmen Ort mindestens vier Wochen stehen.

Wenn ein klarer Alkohol wie beispielsweise Doppelkorn verwendet wird, stellt sich nach und nach eine dunklere Farbe ein. Nach vier bis sechs Wochen kann die Tinktur abgefiltert werden. Ein Kaffee- oder Teefilter aus Papier tut hierbei gute Dienste.

Die fertige Tinktur wird anschließend in einer dunklen Medizinflasche aufbewahrt.

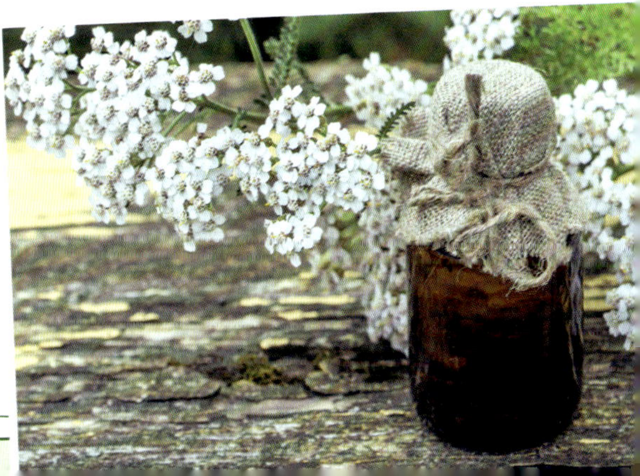

Es sollten immer der Inhalt und das Fertigungsdatum auf der Flasche notiert werden. Die Haltbarkeit beträgt ca. 1 Jahr.

Bezüglich der Anwendung schreibt Hildegard von Bingen:

„Nach dem Reinigen der Wunde, Schafgarbe leicht in Wasser kochen und das Wasser etwas ausdrücken und sie noch warm zart über den Verband binden, der auf der Wunde liegt, und so nimmt es der Wunde das Eitern und Geschwürigwerden und heilt die Wunde. So verfahre man oft, solange als nötig. Wenn sich die Wunde zusammenzieht und zu verheilen anfängt, dann kann man den Verband entfernen und die (gekochte/warme) Schafgarbe direkt auf die Wunde legen und sie heilt noch komplikationsloser und vollkommener. Wer eine innerliche Verletzung erlitt, der pulvere die Schafgarbe und trinke dieses Pulver im warmen Wasser. Wenn es schon besser geht, trinke er das Pulver in warmen Wein bis zur Heilung."

Schafgarben-Spitzwegerich-Salbe

Zutaten:

Eine Handvoll Ringelblumenblüten
Doppelkorn (nach Bedarf)
6–7 Stängel blühende Schafgarbe
15 Blätter Spitzwegerich
100 ml Olivenöl
100 ml Mandelöl
150 g Lanolin (Wollwachs)
40 g Bienenwachs

Zubereitung:

1. Als Erstes stellen Sie eine Ringelblumentinktur her: Brechen Sie in der Mittagssonne schön erblühte Ringelblumen-Köpfchen in der Mitte auseinander und legen Sie sie in ein sauberes Marmeladenglas. Gießen Sie nun so viel Doppelkorn darüber, dass die Blüten ganz bedeckt sind. Den Deckel schließen und ab und zu schütteln. Nach 3 Tagen gießen Sie

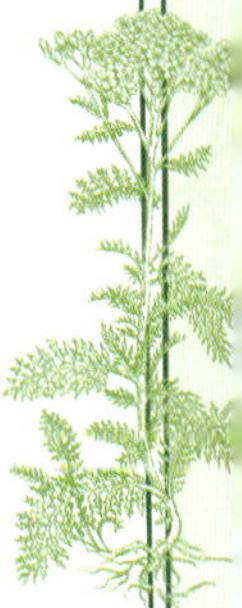

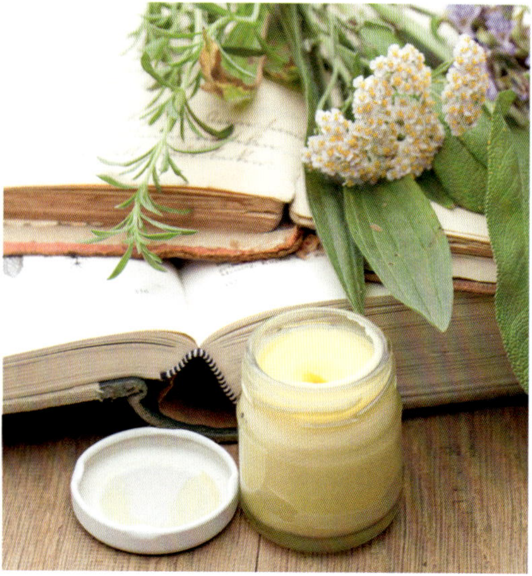

das Glas über einem Sieb aus und füllen die fertige Tinktur in ein beschriftetes Fläschchen ab.

2. Bei den gesammelten Schafgarbenstängeln die gefiederten Blätter vom Stiel entfernen und mit einem Messer auf dem Schneidebrett zerkleinern.

Die Spitzwegerichblätter ganz vorsichtig soweit unten wie möglich abpflücken. Versuchen Sie die Blätter so wenig wie möglich zu berühren, da sonst wertvolle Inhaltsstoffe verlorengehen. Schneiden Sie die Blätter vorsichtig mit einem Messer ein- bis zweimal durch. Alles zusammen in eine Kasserolle geben und mit dem Oliven- und dem Mandelöl auffüllen, sodass alle Pflanzenteile mit Öl bedeckt sind.

3. Die Kasserolle abdecken und 2 Tage kühl stehen lassen. Dann alles durch ein Lein- oder Mulltuch in ein feuerfestes Glas abfiltern, vorsichtig unterrühren und auf 40 °C erwärmen. Nun das Lanolin und das Bienenwachs hinzugeben und rühren, bis alle Komponenten geschmolzen sind. Tropfenweise 3 ml von der Ringelblumentinktur dazugeben. (Achtung: Wenn die Fette noch zu heiß sind, kann es spritzen, wenn die Tinktur dazu kommt.)

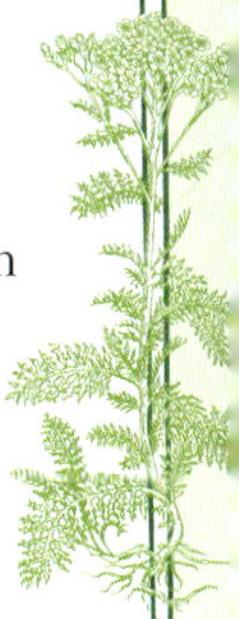

4. Die Salbe bis auf ca. 30 °C unter Rühren abkühlen lassen. Jetzt können ein paar Tropfen ätherisches Öl nach Wahl dazugegeben werden, dann nochmals gut rühren. Die Salbe kann jetzt in die Salbendöschen gefüllt werden und dort erkalten.
5. Beschriften Sie die Döschen mit Datum und Inhalt und stellen Sie sie dann in den Kühlschrank! Die Haltbarkeit dieser Salbe beträgt ca. 1 Jahr.

Anwendung:

Die Inhaltsstoffe der Schafgarbe wirken antibakteriell, verhindern Entzündungen und beschleunigen die Wundheilung. Der Spitzwegerich wirkt juckreizlindernd und regt die Interferon-Bildung an. Interferone sind Proteine oder Glykoproteine, die eine immunstimulierende, vor allem antivirale und antitumorale Wirkung entfalten.

Schafgarben-Öl

Bei krampfartigen Monatsbeschwerden löst eine zarte Bauchmassage mit Schafgarben-Öl die Krämpfe und tut der Seele gut.

Zutaten:
5–7 Schafgarben (je nach Größe)
1 sauberes Gurkenglas mit Deckel
etwas Alkohol
200 ml feines Mandelöl

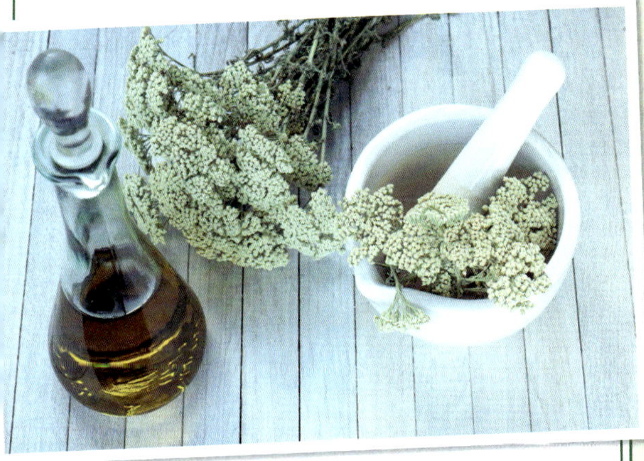

Zubereitung:

1. Gießen Sie den Alkohol in Ihr Gurkenglas. Halten Sie die Blüten kopfüber in das Glas und schneiden Sie die Schafgarbenblüten dicht am Köpfchen ab. Jetzt drehen Sie den Stängel um und streifen die feinen Blättchen vom Stängel ins Glas, sodass Sie jetzt nur noch den kahlen Stiel in der Hand halten.
2. Dann schrauben Sie den Deckel auf das Gurkenglas und schütteln den Inhalt gut durch, sodass alle Blüten und Blätter benetzt sind. Lassen Sie das Ganze für ein paar Minuten stehen. Wenn sich jetzt Alkohol im Glas gesammelt hat, nehmen Sie ein Stofftaschentuch oder eine Kompresse und legen Sie diese über die Glasöffnung. Fixieren Sie das Tuch mit einem Gummiring. Jetzt können Sie das Glas umdrehen und den überschüssigen Alkohol abfließen lassen. Wenn das geschehen ist, können Sie das Glas wieder umdrehen und das Tuch und den Gummiring

entfernen. Gießen Sie nun das Mandelöl dazu und schließen Sie das Glas.

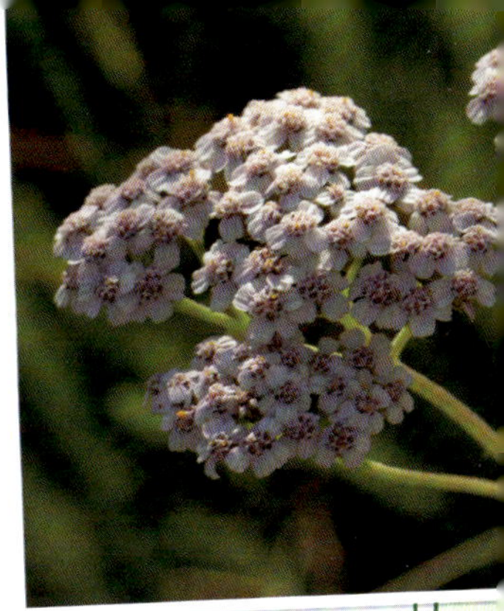

3. Es sollte nun mindestens 4 Wochen in der Sonne stehenbleiben. Öffnen Sie in dieser Zeit ab und zu vorsichtig den Deckel. Wahrscheinlich hat sich am Deckel Kondenswasser gebildet, das jedoch nicht zurück ins Glas tropfen darf. Nehmen Sie deshalb den Deckel vorsichtig ab und wischen ihn mit einem Küchentuch trocken.
4. Nach 4 Wochen öffnen Sie das Glas vorsichtig, ohne es zu schütteln. Legen Sie einen Messbecher mit 0,5 Liter Fassungsvermögen und ein passendes Sieb, das mit einem

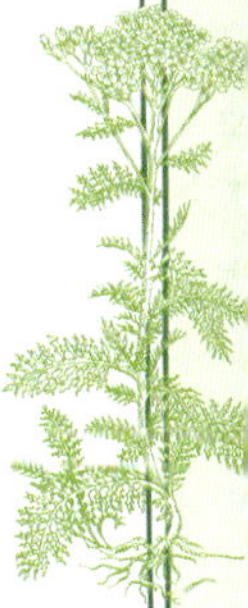

gebügelten Taschentuch oder einer sterilen Kompresse ausgelegt ist, bereit. Gießen Sie das Öl vorsichtig in das vorbereitete Sieb, möglichst ohne den Satz unten in der Flasche aufzuwühlen.

5. Wenn Sie mögen, können Sie jetzt noch ein schönes ätherisches Öl in den Messbecher geben. Füllen Sie das Öl in kleine, mit Alkohol ausgespülte Flaschen.

Homöopathische Wirkung:

Das homöopathische Mittel *Achillea millefolium* wird unter anderem eingesetzt bei Schwindelgefühl, Hämorrhoiden, Nasenbluten und Wunden. Millefolium hilft u. a. auch bei Beschwerden im Hals-Nasen-Ohren-Bereich, bei Zahn-, Mund- und Kieferbeschwerden und in der Gynäkologie.

Kochen mit Schafgarbe

Die Schafgarbe duftet herb-würzig. Auch ihr Geschmack ist würzig, weshalb sie sich sehr gut für die Zubereitung herzhafter Gerichte eignet. Besonders gut macht sich das Wildkraut z. B. in einem Wildkräuteraufstrich oder auch als aromatische Beigabe in einem Nudelsalat. Übrigens kommt die würzige Note bei jungen Pflanzen besonders gut zur Geltung. Wenn sie schon älter sind, tendiert der Geschmack eher zu bitter. Da die Schafgarbe auf Wiesen und an Wegrändern wächst, kann man sie im Sommer auch spontan sammeln, wenn man Lust auf eine gesunde, würzige Mahlzeit verspürt. Schneiden Sie nur den oberen Teil der Pflanze ab und zupfen Sie die Blüten und Blätter vom Stängel. Dann waschen und trocken schütteln – und schon können Sie die Schafgarbe für eines der folgenden Rezepte verwenden.

Energie-Frühstück

Zutaten für 4 Personen:

2 Handvoll junge Schafgarbenblätter
Butter nach Belieben
8 Eier
etwas Milch
4 Scheiben Schwarzbrot
Salz, Pfeffer

Zubereitung:

1. Die Schafgarbenblätter waschen, schneiden und in kaltem Wasser erwärmen. Auf kleiner Flamme 15 Minuten sanft köcheln. Das Kochwasser abgießen und die Schafgarbe abkühlen lassen.
2. Die Butter in einer Pfanne erhitzen und die Schafgarbenblättchen darin kurz anbraten.
3. Die Eier mit Milch, Salz und Pfeffer verquirlen und über die Schafgarbenblättchen gießen. Dann unter ständigem

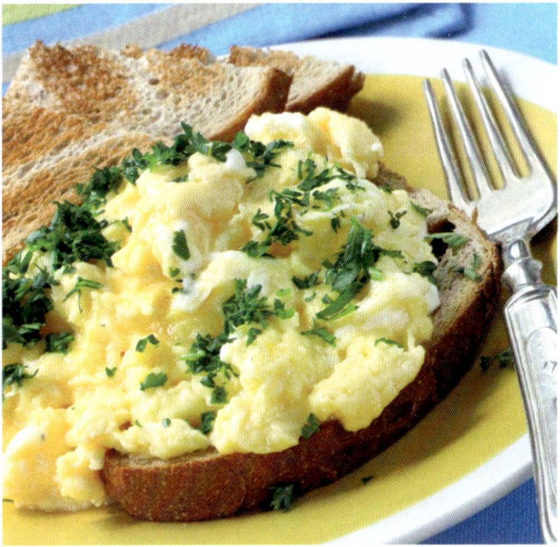

Rühren die Eiermasse auf kleiner Flamme stocken lassen.

4. Das Schwarzbrot toasten und die Rühreier darauf verteilen. Mit frisch gehackter, roher Schafgarbe bestreuen und servieren.

Schneller Nudelsalat „Millefolium"

Zutaten für 2 Personen:

200 g Dinkelnudeln
gutes Olivenöl
1 rote Zwiebel
2 gelbe oder rote Tomaten
1 Handvoll Schafgarbenblätter
Weißweinessig
Meersalz und Pfeffer
Kapuzinerkresseblätter und -blüten zum Dekorieren

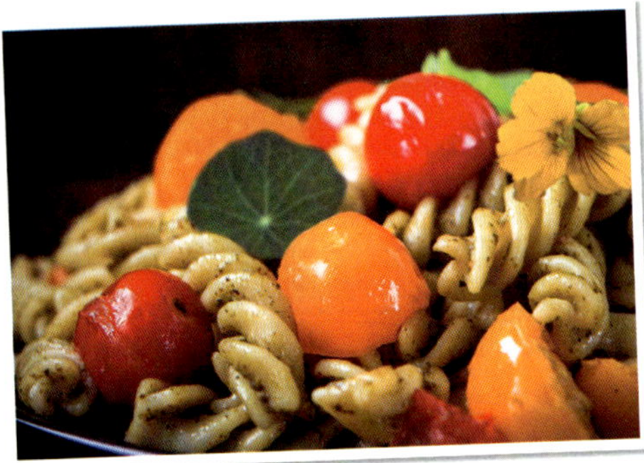

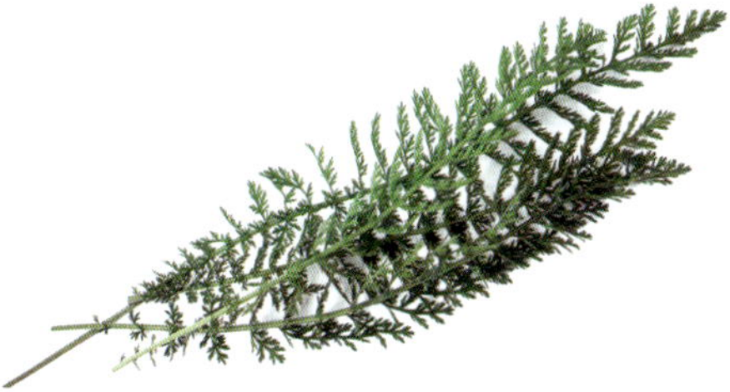

Zubereitung:

1. Die Nudeln nach Packungsanweisung kochen und kalt abschrecken. Etwas Olivenöl darüber träufeln.
2. Die Zwiebel abziehen und fein würfeln. Die Tomaten waschen und in Viertel schneiden.
3. Die Schafgarbenblätter ganz fein hacken und unter die Nudeln mischen.
4. Mit dem Olivenöl, dem Weißweinessig, Salz und Pfeffer würzen. Mindestens eine halbe Stunde durchziehen lassen.
5. Mit Kapuzinerkresse dekorieren.

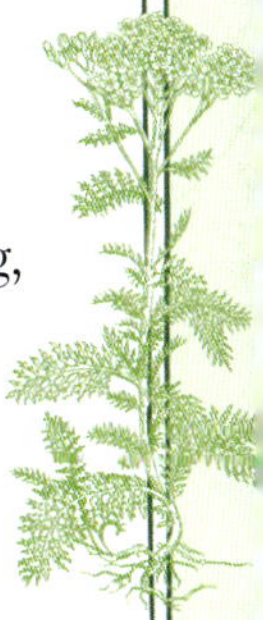

Wildkräutersalz

Ab Februar/März habe ich immer ein Glas Wildkräutersalz in der Küche stehen. Auch wenn draußen noch nichts wächst, kann man ein Salz herstellen, z. B. mit den weniger schönen, äußeren Teile vom Fenchel oder Lauch. Wichtig ist, dass der Inhalt des Glases nicht zu feucht wird. Wenn das Salz feucht und dann wieder trocken wird, ist es hart wie Zement.

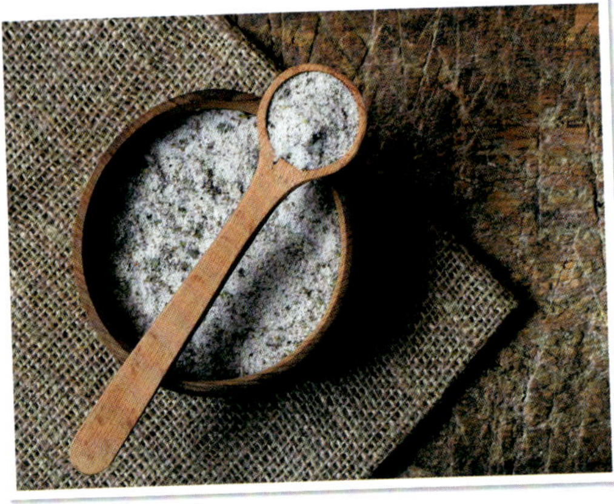

Zutaten:

möglichst große Gläser
gutes Salz (= nicht raffiniertes Salz)
Wildkräuter, wie z. B.:
Schafgarbe, Dost, Melisse, Pfefferminze, Giersch, Wegerich, Pimpernelle, wilder Thymian, Schnittlauch, Bärlauch, Knoblauch bzw. Weinberglauch, Zitronenmelisse, Knoblauchrauke, Sauerampfer, Gundermann, Zitronenverbene, Kapuzinerkresse, Petersilie (geeignet sind also alle Kräuter, die ätherische Öle enthalten)

Zubereitung:

1. Die Gläser jeweils ca. 3 cm hoch mit Salz befüllen.
2. Die gesammelten Kräuter grob zerschneiden und ca. 8 cm hoch auf das Salz geben. Die Kräuter mit einem Stopfer fest in das Salz drücken. Am Ende noch eine letzte Schicht Salz auf die Kräuter geben.

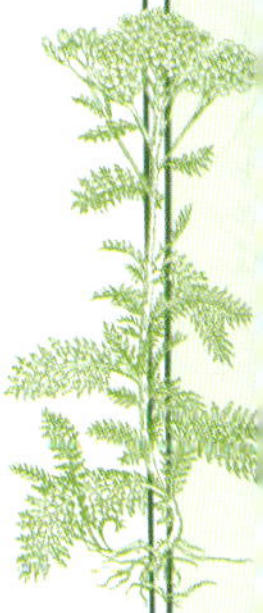

3. Auf diese Weise Schicht für Schicht fortfahren. Wenn ein Glas voll ist, muss es fest verschlossen werden und für mindestens 5 Wochen in den Keller gestellt werden. Während dieser Zeit ziehen die ätherischen Öle in das Salz.
4. Im November werden die Salzgläser aus dem Keller geholt. Das Salz mitsamt den Kräutern auf Backbleche schütten und die Bleche in den leicht geöffneten Ofen schieben. Bei niedrigster Stufe Umluft und leicht geöffneter Backofentür 8 bis 10 Stunden trocknen lassen.
5. Anschließend in einer Küchenmaschine mahlen oder die Kräuter aussieben. Die ätherischen Öle sind nun im Salz gebunden.

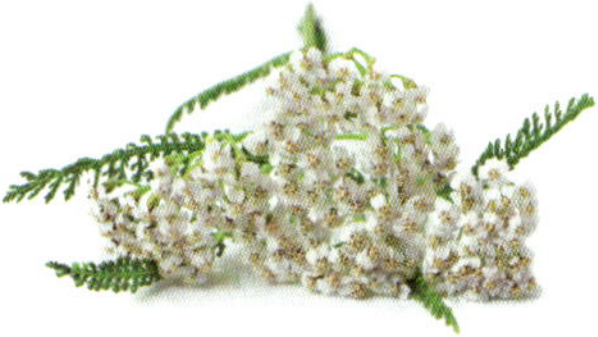

Schafgarbensalat mit Bröseln

Zutaten für 2–4 Portionen:

100 g zarte Schafgarbenblätter
60 g Semmelbrösel
1 Ei
6–8 Olivenöl
4 EL weißer Balsamico
Salz, 1 Prise Zucker

Zubereitung:

1. Die Schafgarbenblätter waschen, nach Bedarf kleiner zupfen, gut abtropfen lassen und auf Teller verteilen.
2. Die Brösel mit dem Ei verrühren und in 3 bis 4 EL heißem Öl unter Rühren krümelig goldbraun braten. Auf Küchenkrepp abtropfen lassen und salzen.
3. Für das Dressing den Balsamico mit dem restlichen Olivenöl verrühren und mit Salz und Zucker abschmecken. Über die Schafgarbe träufeln und mit den Bröseln bestreuen.

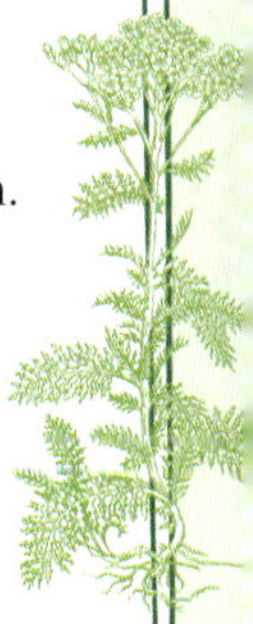

Wildkräuteraufstrich

Zutaten:

125 g Butter
1 Msp. Salz
2 Blätter Spitzwegerich
½ Bund Schnittlauch
¼ Bund Schafgarbenblätter
2 Stiele Petersilie
2 Blätter Löwenzahn
2 Stängel Gundermann

… Tipp

Aus dem Aufstrich eine Rolle formen, in Alufolie oder Butterbrotpapier wickeln und kühl stellen. Wenn die Butter hart genug ist, kann man die Folie entfernen. Die Butter in Scheiben schneiden und mit bunten, frischen Blüten garnieren.

Zubereitung:

1. Die zimmerwarme Butter mit dem Salz verkneten.
2. Die Kräuter waschen, gut abtropfen lassen, fein hacken und mit einer Gabel unter die Butter mischen.
3. Der Wildkräuteraufstrich schmeckt zu Fisch, kurzgebratenem Fleisch, Kartoffelbrei, Pellkartoffeln, Reis, Gemüse und als Brotaufstrich.

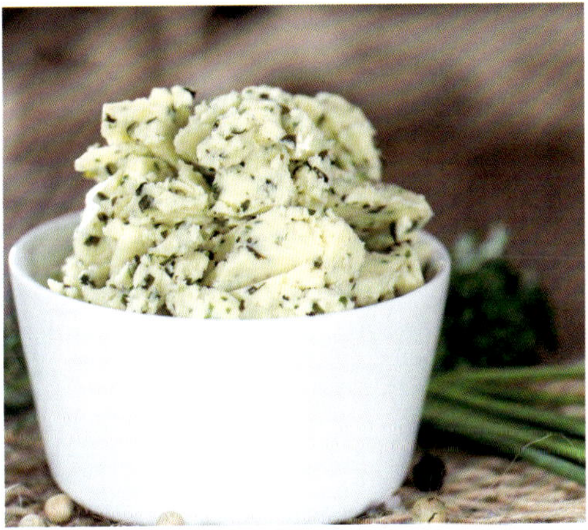

ASTROLOGIE UND PFLANZENKUNDE

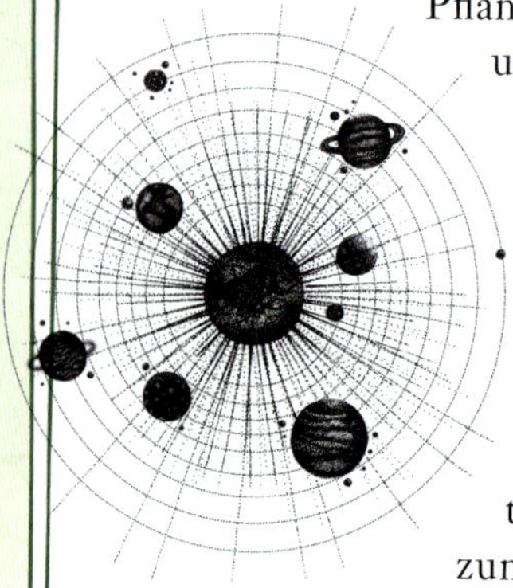

Die Verknüpfung der Astrologie mit der Pflanzenkunde spielt in unserer abendländischen Tradition von jeher eine wichtige Rolle. Nach Überlieferungen vertrat schon die Göttergestalt Hermes Trismegistos – eine Verschmelzung des griechischen Gottes Hermes mit dem ägyptischen Gott Thot – die Auffassung, dass die Welt im Großen eine Spiegelung der Welt im winzig Kleinen ist: „Wie oben so unten, wie unten so oben."

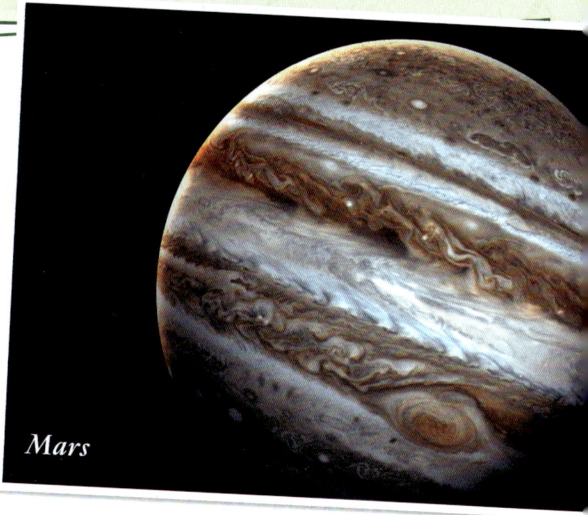

Mars

Ein Beispiel zur Veranschaulichung: Stellen Sie sich einen Planeten im Weltall vor, der von einem oder mehreren Monden begleitet wird. Dieses Bild gleicht einem Atom, das von Protonen und Elektronen umkreist wird.

Aber was bedeutet das für die Schafgarbe und ihre Wirkung auf den Menschen?

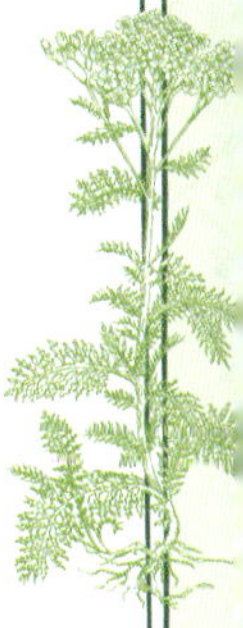

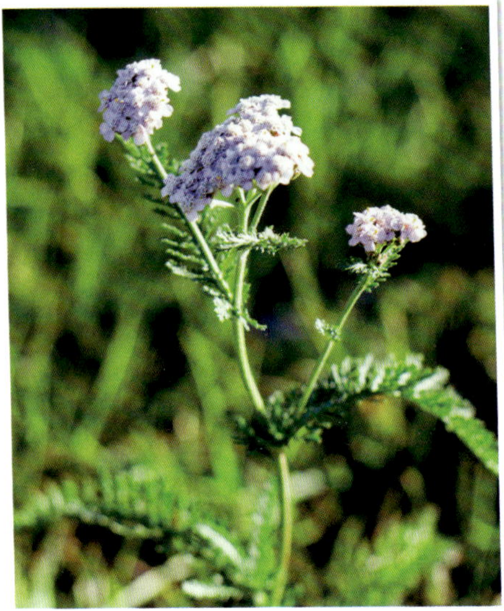

Die Schafgarbe gehört eindeutig zu den venusbetonten Kräutern, hat sie sich doch auf die Frauenleiden spezialisiert. Aber sie ergänzt sich auch mit dem kämpferischen Mars, dessen Zeichen das Männliche repräsentiert: Er unterstützt die Venus in ihrer Arbeit als Behüterin der Frauen.

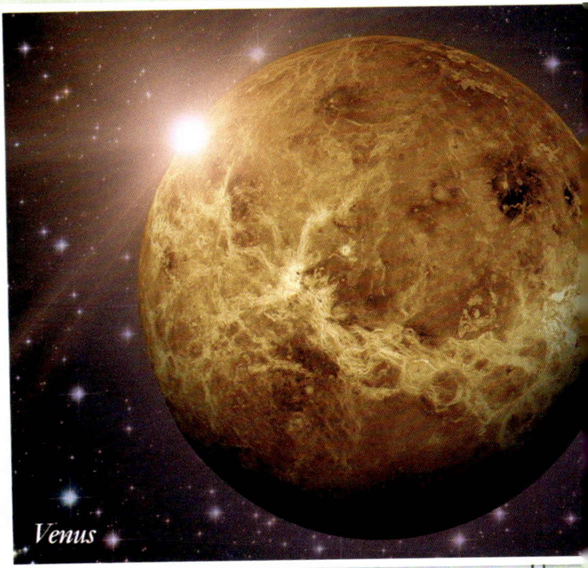

Venus

So finden wir auch im Wesen der Schafgarbe beide Pole: das filigran Weibliche, dargestellt mit den Blättern und Blüten, und das raue Männliche in Form von kleinen Widerhaken und dem äußerst robusten Stängel. Selten erkennt man die Zusammenhänge so deutlich und klar wie bei der Schafgarbe.

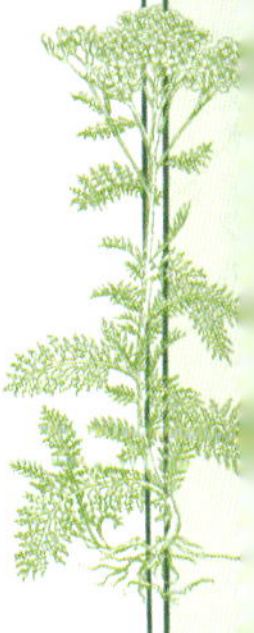

Seelische Bedeutung

Die Schafgarbe ist DIE Pflanze der Gegensätzlichkeiten. Das zeigt sich bereits ganz klar in ihrem Wuchs: Der Stängel der Schafgarbe sieht durch seine filigranen Blätter sehr fragil und verletzlich aus. Will man ihn jedoch abbrechen, zeigt sich sein äußerst robustes Wesen, dem man nur mit einer guten Gartenschere zu Leibe rücken kann.

Genauso verhält es sich mit den Blättern: Sie sind so fein gefiedert, dass man sie „Tausendblättrige" getauft hat und man glaubt an die Zartheit der Blätter. Wenn man jedoch diese jedoch sammelt, merkt man schnell, dass sie mitnichten zart sind: Hunderte von winzigen Widerhäkchen reißen kleinste Verletzungen in die Haut. Und nicht zuletzt die Blüte: Sie verströmt einen angenehmen Duft, isst man sie, wird sie bitter wie Galle.

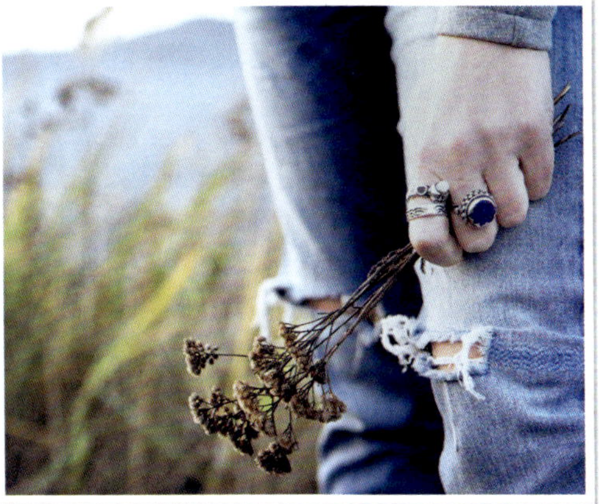

So ist die Schafgarbe ein Übungsfeld für Menschen, die gerne in Extreme fallen: Menschen mit einer Entscheidungsschwäche oder mit zu starker Entschiedenheit werden durch das gegensätzliche Wesen der Schafgarbe aufgefordert, die beiden Seiten einer Angelegenheit zu prüfen, um nicht in einer seelischen Sackgasse zu enden. Die Schafgarbe zentriert, man lässt sich nicht mehr so leicht irritieren, behält seine Konzentration und bleibt handlungsfähig.

Heilkräuter der Natur

Beim Nachbarn in der Trockenkammer
vergilbt, im Dachgeschoss, es ist ein
Jammer,
kaum lesbar, fand ich eine Kräuterfibel
mit dem Namen „Kräuterbibel“.

Wundersam und Hexen ähnlich
fand ich Kräuternamen ungewöhnlich,
müssen dort seit Jahrhunderten stehn,
hört mal zu, jetzt ganz angenehm:

Brennnesseln und Ehrenpreis
werden als Tee getrunken immer heiß,
aus Pestwurz und Hirtentaschel
macht man Essenz zum Füße waschen.

Den Frauenmantel liebt Marie,
Goldrutentee trinkt man bei Wehweh,
Männertreu braucht der brave Mann,
Löwenzahn ersetzt den Zahnarzt dann.

Zinnkraut, Kapuzinerkresse, Käsepappel
gegen Entzündung wahre Wunderwaffen,
Knöterich, Liebstöckl, Bibernelle
sind als Heilpflanzen schnell zu Stelle.

Dem Johannis- und Tausendgüldenkraut
die Oma zeitlebens hat vertraut,
das Labkraut wirkt auch auf der Haut.
Spitzwegerich ist für den kranken Mund,
die Schafgarbe macht dich schnell gesund.

Die Kräuter können Heilung bringen,
du musst den Tee nur regelmäßig trinken,
ich selbst nehm von jedem einen Büschel
täglich,
seitdem sind Schmerzen sehr erträglich.

Glaub an die Heilkraft nur,
vergiss die Chemie pur,
mach auch eine Kräuterkur –
nichts heilt besser als Mutter Natur!

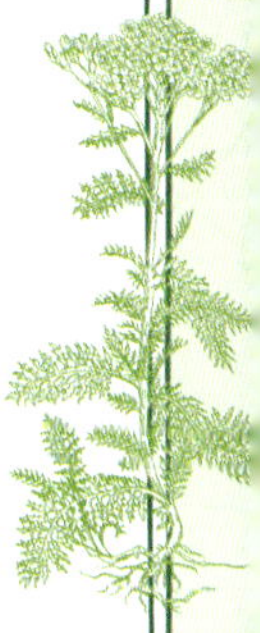

Genehmigte Lizenzausgabe
tosa GmbH
Industriestraße 19
64407 Fränkisch-Crumbach 2021
www.tosa-verlag.de

Idee und Projektleitung: Sonja Sammüller
Layout, Satz und Umschlaggestaltung:
design cat GmbH

ISBN 978-3-86313-081-7

Bildnachweis:
Shutterstock: Alex Coan 48; Anastasiia Malinich 49; Andrey_Popov 9; Auhustsinovich 35; arigato 14, 20, 28, 36, 54; BUSINESS-CREATIONS 27; Dn BR 2-64; Eskymaks 16; faustasyan 14; geraria 3, 5, 7, 10, 12, 17, 18, 22, 26, 30, 45, 56; GoodStudio 56; HandmadePictures 55; images72 41; kochabamba 61; LFRabanedo 6; Little Adventures 58; M. Unal Ozmen 24; MADDRAT 2-64; Mark Herreid Cover, 1; Masha_Semenova 7; Milkovasa 33; Nadezda Verbenko 48; Narushevich 14; NASA images 59; Oksana_Slepko 50; petratrollgrafik 19; Robyn Mackenzi 46; Scisetti Alfio 9, 49; Snowbelle 52; Starover Sibiriak 11; svrid79 25; Trompinex 23; unpict 38; Vadim Sadovski 57; Yala 22

Alle weiteren Bilder von design cat GmbH